AF588800

# LES RAYONS DE RÖNTGEN

ET LES

# ANÉVRYSMES DE L'AORTE THORACIQUE



PAR

Le Dr J. BINET

ANCIEN INTERNE TITULAIRE DES HÔPITAUX DE CAEN
ET SUPPLÉANT DE LA MATERNITÉ DE RENNES

TOURS
IMPRIMERIE E. ARRAULT ET Cie
6 à 12, RUE DE LA PRÉFECTURE, 6 à 12

1909

LES

# RAYONS DE RÖNTGEN

ET LES

# ANÉVRYSMES DE L'AORTE THORACIQUE

PAR

Le Dr J. BINET

ANCIEN INTERNE TITULAIRE DES HÔPITAUX DE CAEN
ET SUPPLÉANT DE LA MATERNITÉ DE RENNES

TOURS
IMPRIMERIE E. ARRAULT ET Cie
6 à 12, RUE DE LA PRÉFECTURE, 6 à 12

1909

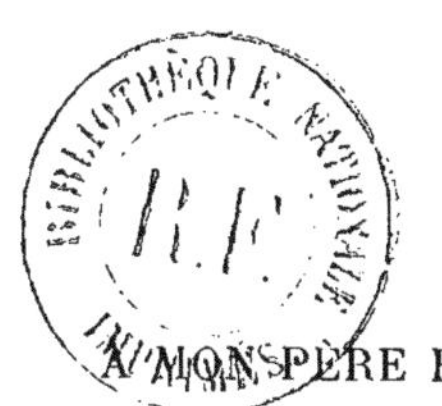

A MON PÈRE ET A MA MÈRE,

*Cet humble témoignage d'une profonde*
*et affectueuse reconnaissance.*

A MA SOEUR, A MON FRÈRE,

A MON COUSIN, LE DOCTEUR H. DUVAL, DE VALOGNES.

A MONSIEUR LE DOCTEUR MERCIER,

EX-INTERNE DES HÔPITAUX DE PARIS,
PROFESSEUR A L'ÉCOLE DE MÉDECINE DE TOURS.

A MES PARENTS, A MES MAITRES,

A MES AMIS.

*A mon Président de Thèse,*

MONSIEUR LE PROFESSEUR HUTINEL.

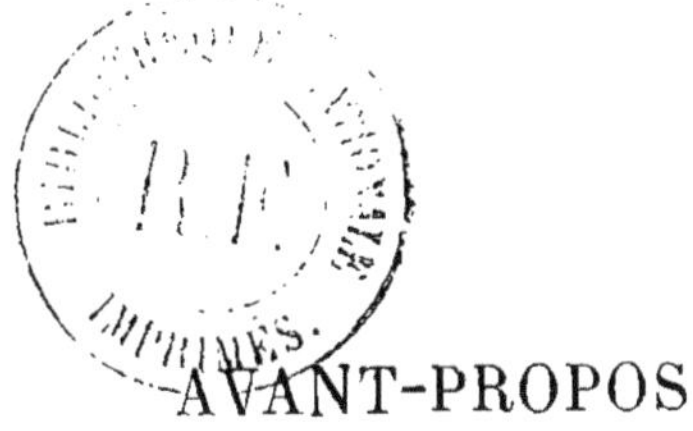

# AVANT-PROPOS

Avant d'aborder le sujet de notre thèse, nous considérons comme un devoir de rendre ici un public hommage à tous ceux qui ont encouragé et soutenu nos efforts au cours de nos études médicales.

Que nos maîtres des Écoles de médecine de Caen et de Rennes soient assurés de notre très vive reconnaissance et de notre respectueuse affection.

Nos remerciements vont tout d'abord à nos chefs de service, dont nous avons eu l'honneur d'être l'interne.

A M. le *docteur Auvray*, directeur de l'École de médecine de Caen, professeur de clinique médicale, dont la longue expérience nous initia aux difficultés de l'auscultation et du diagnostic ; à M. le *docteur Gidon*, médecin des hôpitaux, professeur d'anatomie, que nous ne saurions trop remercier de ses nombreuses marques de bienveillance; à M. le *docteur Guillet,* professeur de clinique obstétricale, dont les leçons si claires et si documentées nous ont enseigné l'art difficile des accouchements.

Nous adressons un respectueux hommage à la mémoire de notre regretté maître, M. le *docteur Barette,* professeur de clinique chirurgicale, à qui nous devons presque toutes nos connaissances chirurgicales.

A l'Ecole de médecine de Rennes, M. le *docteur Véron* voulut bien nous accepter comme interne suppléant et nous n'oublierons jamais l'accueil si sympathique que nous avons trouvé près de lui.

Que M. le *docteur Bodin*, qui nous a conduit au travers du dédale si compliqué de la dermatologie, accepte le témoignage de notre vive gratitude.

A MM. les *docteurs Leroux* et *Fremont*, de Caen, *Assicot*, de Rennes, tous nos remerciements pour nous avoir admis dans leurs services d'ophtalmologie et de laryngologie.

Nous devons à la bienveillante affection de M. le *docteur Mercier*, professeur à l'École de médecine de Tours, le sujet de notre thèse. Puisse la publication de ce travail, dont tous les éléments nous ont été fournis par lui, montrer avec quelle science et quelle précision il conduit ses diagnostics.

M. le *professeur Ribemont-Dessaigne* daigna nous honorer de sa haute bienveillance. Nous le prions d'accepter l'hommage de notre respectueuse et sincère gratitude.

Que M. *le professeur Hutinel* daigne recevoir tous nos remerciements pour l'honneur qu'il nous fait en voulant bien accepter la présidence de notre thèse.

## CHAPITRE PREMIER

### HISTORIQUE

L'abbé Nollet, ayant fait éclater l'étincelle de décharge d'une machine électrique à frottement, à l'intérieur d'un œuf électrique, vit le trait de feu, qui traduisait la décharge aux pressions voisines de la pression atmosphérique, s'étaler peu à peu, à mesure que cette pression diminuait.

« Telle est l'expression simple et charmante, dit Cornu, qui, après avoir fait la joie des dilettanti de la physique, a conduit finalement à ces fameux rayons doués de propriétés si curieuses ; mais la route a été longue. »

C'est donc jusque vers le milieu du dix-huitième siècle qu'il faut remonter pour retrouver les premières observations relatives au phénomène de la décharge dans les gaz raréfiés. Il n'est pas sans intérêt de remarquer que le dispositif, grâce auquel on actionne aujourd'hui les puissants tubes à rayons X, est identique au fond à celui de l'abbé Nollet, c'est-à-dire un générateur d'électricité et un espace clos, presque vide de gaz, à l'intérieur duquel se produit la décharge du générateur.

En 1843, *Abria*, ayant poussé le vide jusqu'à un ou deux millimètres de mercure, vit la lueur s'étendre de la boule positive jusqu'à une certaine distance de la boule négative, en avant de laquelle régnait un espace sombre. De plus, sur toute l'étendue de la boule positive, Abria observa des stries brillantes et obscures.

Gassiot, Spatiswode, Fernet (1859 à 1880) constatèrent que ces strates existent déjà pour une pression de 5 à 6 millimètres, et Hittorf les rendit plus nettes en disposant un condensateur en dérivation sur le circuit de décharge.

Geissler, puis d'autres, modifièrent ensuite ingénieusement la forme des tubes à décharge.

D'autre part, Davy, en 1821, puis de la Rive, en 1849, avaient montré que la décharge sous forme d'arc est sensible à l'action de l'aimant.

Crookes, en 1879, modifie l'œuf électrique et pousse la raréfaction jusqu'à quelques millionièmes d'atmosphère, si bien que les phénomènes lumineux, qui accompagnent la décharge, disparaissent, remplacés par d'autres. En effet, au voisinage immédiat de la cathode, il constate un intervalle obscur augmentant à mesure que la pression diminue et finissant par occuper tout l'espace compris entre la cathode et la paroi opposée de l'ampoule. La lumière qui accompagne alors la décharge résulte de la phosphorescence du verre dans la région anticathodique.

Hertz ayant disposé, à l'intérieur d'une ampoule, un verre d'urane, dont la face tournée vers la cathode était recouverte d'une mince lame d'aluminium, vit le verre d'urane devenir fluorescent et, au contraire, demeurer inerte et obscur derrière une lame de mica.

Lenard fit sortir de l'ampoule, à travers une fenêtre métallique, les rayons cathodiques. Il s'aperçut alors qu'en mettant un aimant en présence d'un faisceau lumineux, une partie seulement de ce faisceau était déviée.

Cette seconde portion du faisceau, sur laquelle le champ magnétique n'avait aucune influence, la perspicacité du savant professeur Röntgen, servie par le hasard, devait en trouver la constitution.

Ce fut au mois de décembre de 1895, dans la séance mémorable de la Société physico-médicale de Wurtzbourg, que le physicien fit connaître sa découverte. « Dans une salle complètement obscure, on peut constater qu'un papier recouvert de platino-cyanure de baryum, présente une fluorescence brillante quand on l'amène au voisinage d'un tube de Crookes. Si l'on tient la main devant l'écran fluorescent, les os projettent une ombre foncée et les tissus qui les entourent ne se dessinent que très légèrement. »

Ces rayons si pénétrants, qui devaient fournir aux sciences médicales un nouveau et merveilleux procédé d'exploration sûre et précise, Röntgen les présenta sous le nom de Rayons X.

Le retentissement (de cette découverte, aussitôt câblée dans le monde entier, fut immense, et les esprits se passionnèrent à tel point qu'en quelques mois, ce nouveau procédé d'investigation acquit, grâce au concours universel d'efforts, les degrés de puissance et de précision qui l'ont rendu journellement utilisable dans la pratique médicale.

A. Imbert et H. Bertin-Sans songèrent à employer une épaisse plaque de verre opaque aux rayons X et percée d'une ouverture circulaire qu'ils disposèrent en face de la région la plus active de la paroi anticathodique et obtinrent plus de netteté et plus d'énergie dans l'impression de la radiographie.

Mais cet avantage n'était réalisé qu'au prix d'une augmentation du temps de pose. Poincaré, en substituant aux cathodes planes les cathodes sphériques, rendit plus actif le faisceau de rayons X utilisés.

Puis ce fut Thomson qui, au mois de juin 1896, annonça que le platine était de tous les corps, celui qui donnait la plus intense émission de rayons X, et il construisit ses fameux tubes dits focus.

Toutes les régions du corps peuvent, désormais, être utilement radiographiées. En même temps tout danger disparaît pour le sujet qui pose. Plus de brûlures douloureuses à cicatrisation lente, l'ampoule focus diminuant le temps de pose et, de plus, augmentant la distance des tubes au corps du malade.

La disposition osmo-régulatrice de Villard et Chabaud permet de régler dans une certaine mesure, pendant la pose même, la pression intérieure. Le trembleur rapide de Wehnelt s'adapte admirablement à la radioscopie.

Enfin, grâce aux puissantes ampoules génératrices de rayons X que les constructeurs livrent de plus en plus parfaites, il n'est plus indispensable d'accumuler pendant un temps plus ou moins long leur action sur une plaque photographique. Même après son passage à travers une région épaisse du corps, le faisceau incident conserve encore une intensité suffisante pour illuminer un écran fluorescent et y projeter une ombre bien visible. Ce mode particulier d'emploi des rayons X, la radioscopie, s'adapte à tous les cas où la radiographie ne peut donner que des flous et de l'imprécis. Ce sera, comme nous le dirons plus tard, le mode réservé à l'étude des organes thoraciques.

Le nouveau procédé est, dès maintenant, assez puissant, sa technique assez fixée, ses indications assez nombreuses, pour que les hôpitaux importants n'hésitent pas à créer un service radiographique malgré les frais énormes d'installation.

Le premier, le professeur Bouchard, employa ce mode d'examen dans son service hospitalier de la Charité.

A l'activité fébrile des premiers mois succède maintenant une activité réfléchie, si toutefois on peut s'exprimer ainsi.

Chaque jour apporte de nouveaux éclaircissements sur des cas particuliers ; déjà, plusieurs chapitres de pathologie et de physiologie ont été modifiés ou complétés, et à mesure que l'emploi des rayons X se vulgarisera nous verrons se multiplier la publication de travaux qui, comme le nôtre, chercheront à préciser quelques points obscurs ou à confirmer certains résultats.

# CHAPITRE II

## DIAGNOSTIC CLINIQUE AVANT LES RAYONS X

« Il est peu de maladies aussi insidieuses que l'anévrysme de l'aorte ; on ne le reconnaît que lorsqu'il se prononce à l'extérieur ; on peut à peine le soupçonner lorsqu'il comprime quelque organe essentiel et en gêne les fonctions d'une manière grave ; et lorsqu'il ne produit ni l'un ni l'autre de ces effets, souvent le premier signe de son existence est une mort aussi subite que celle qui est donnée par un coup de feu. »

C'est ainsi que *Laënnec* commence le chapitre qu'il consacre aux signes physiques de l'anévrysme de l'aorte, et l'on peut dire que ses paroles ont été vraies jusqu'au jour où les rayons X sont venus en aide au clinicien. Non seulement le diagnostic de l'anévrysme aortique n'était pas toujours fait, mais fréquemment on confondait cette maladie avec une autre.

Il est évident que si la tumeur fait une saillie spéciale au dehors, le diagnostic s'impose à l'esprit et la constatation des signes physiques permet de le confirmer. Il n'en est plus de même si l'anévrysme est encore contenu dans la cage thoracique.

Quels sont donc les signes cliniques de l'anévrysme de la crosse de l'aorte.

D'abord les formes cliniques de l'anévrysme variant beaucoup, tantôt la symptomatologie s'y trouve au complet, tantôt elle est si atténuée que l'anévrysme peut constituer une véritable trouvaille d'autopsie.

Symptomes. — *a) Période de début.* — Le début est ordinairement insidieux — et les *phénomènes douloureux* peuvent annoncer l'anévrysme avant tout autre symptôme et de plus en être le seul durant longtemps — douleurs d'abord intermittentes survenant à l'occasion de grands efforts ou de mouvements brusques mais qui peu à peu s'accentuent, deviennent plus fréquentes, plus intenses jusqu'au point de devenir permanentes avec élancements douloureux à chaque pulsation.

Signes fonctionnels. — *b) Période d'état.* — Le malade entre alors dans la période d'État et avec l'accentuation de la douleur, apparaissent des *signes fonctionnels* dus à la compression et à l'irritation des organes voisins par l'anévrysme. Ce ne sont que des signes *présomptifs*, ceux de toute tumeur du médiastin, mais qui cependant, constituent des signes du début de haute valeur clinique, car à cette période, seuls, les signes fonctionnels existent.

La *compression de la veine cave supérieure* amenant la stase du sang dans les vaisseaux du cou, de la face, du thorax, du membre supérieur, le malade est plus ou moins *cyanosé*, les veines du cou et du thorax présentent des *dilatations variqueuses*, parfois remplacées par un gonflement élastique et rénitent du cou tout entier que *Stokes* appelait « tuméfaction en pèlerine ».

Les veines mammaire interne, épigastrique, cave inférieure qui ramènent le sang au cœur établissent ainsi une *circulation collatérale complémentaire*.

Si la circulation est insuffisante, on voit apparaître de l'*œdème de la face et du cou*, œdème *bilatéral* ordinairement ou bien unilatéral dans la compression d'un tronc brachio-céphalique.

Le malade se plaindra de bourdonnements d'oreilles, de céphalées tenaces, d'épistaxis, tous phénomènes de congestion céphalique, consécutifs au trouble de la circulation dans les veines encéphaliques.

Ce seront des *hémoptysies ou des signes d'œdème*

*pulmonaire*, dus à la gêne circulatoire dans les *veines pulmonaires*.

Plus rarement le malade présentera des signes de *rétrécissement de l'artère pulmonaire* caractérisés par de la dilatation du cœur droit, de la dyspnée, de l'angoisse, des palpitations — ou même de la *gangrène pulmonaire*, le sang ne circulant plus dans les artères nourricières du poumon.

C'est à la *compression de la carotide* qu'on peut attribuer, dans certains cas, des phénomènes tels que des douleurs de tête, des vertiges, des tintements d'oreilles, des perceptions de visions lumineuses, et même, dans un cas de Julius Mickle, des idées de suicide, de l'hypocondrie.

Enfin la poche anévrysmale en gênant l'artère sous-clavière retarde et affaiblit le *pouls radial*.

Voilà pour les troubles consécutifs à la compression des vaisseaux, voyons ceux qu'entraîne la compression des NERFS.

Quand le PNEUMOGASTRIQUE est atteint, c'est une *toux* rauque, quinteuse, coqueluchoïde, qui épuise le malade, accompagnée d'une *dyspnée* tantôt suffocante, croupale, tantôt asthmatiforme ou d'angine de poitrine — ce sont encore des *vomissements*, plus ou moins fréquents ou une *salivation* abondante.

Mais parmi ces troubles d'origine nerveuse il n'en est pas de plus intéressant et de plus important que l'IRRITATION DU NERF RÉCURRENT qui peut donner lieu à des *troubles de la voix* très prononcés, soit par paralysie, soit par excitation.

Ces modifications consistent surtout en une *raucité* plutôt qu'en une aphonie véritable et ces modifications sont variables d'un instant à l'autre, la voix passant du fausset aigu aux tons les plus graves. Elle est *bitonale*, caractère très important.

Ajoutons encore du *spasme de la glotte*, de *l'œsophagisme*, des *accès de dyspnée subite* avec perte de connaissance et angoisse rappelant l'ictus laryngé, enfin une *douleur præcordiale* avec irradiation dans le bras gauche, due à la compression des rameaux cardiaques du récurrent gauche et nous aurons un tableau clinique assez complexe.

Du côté du PHRÉNIQUE, on a signalé le *hoquet*, et même la *paralysie du diaphragme*.

La compression du GRAND SYMPATHIQUE donne lieu à des troubles oculo-pupillaires. On observe alors un *rétrécissement* des deux pupilles ou une *inégalité pupillaire*, la gauche étant plus dilatée par excitation du sympathique du côté gauche.

Enfin des *névralgies intercostales*, *intervertébrales*, *cervico-brachiales* avec fourmillement le long du membre supérieur sont des indices de compression des NERFS du THORAX.

Stokes appelait *stridulation inférieure*, un bruit très particulier, dû à un rétrécissement de la *trachée* par un anévrysme. Ce bruit est plus marqué après un effort ou une respiration longue et quand la compression s'exerce sur les parties latérales.

Lorsque la compression est poussée assez loin, il peut se produire un véritable *bruit de cornage* qui existe aussi quand une grosse bronche se trouve comprimée; c'est un bruit rauque perçu à distance, plus intense au moment de l'inspiration.

Ce signe a plus de valeur quand il s'accompagne de *tirage sus-sternal*, uni ou bilatéral, et surtout d'un *affaiblissement respiratoire* dans un des poumons, sans signes auscultatifs.

De plus, on peut percevoir un *souffle interscapulo-vertébral*, souffle plus ou moins rude entendu surtout en arrière, au niveau du hile du poumon, soit à droite, soit le plus souvent à gauche.

Coïncidant parfois aussi avec ce symptôme notons l'*immobilité relative d'un des côtés de la poitrine*, au moment de l'inspiration avec *expansion exagérée du côté opposé* d'où *dyspnée permanente*.

Tels sont les *signes fonctionnels* de l'anévrysme de la crosse de l'aorte. Ces signes indiquent l'existence certaine d'une tumeur dans le thorax. Impossible à expliquer par un état pathologique antérieur ou actuel, ils obligent à rechercher les signes physiques.

Signes physiques. — Le malade étant mis à nu, il faut tout d'abord inspecter son thorax.

Si l'anévrysme est encore contenu dans la cage thoracique, on constate déjà une *voussure* anormale siégeant sur le trajet de l'aorte et que l'on explorera à jour frisant. Son siège exact, mal limité au début, sera vers le deuxième et troisième espace intercostal droit, en cas d'anévrysme de l'aorte ascendante, vers le manubrium ou à gauche du sternum, en cas de tumeur de la crosse.

On constate encore, fait important, que cette tumeur est animée de *battements* qui succèdent presque immédiatement au choc de la pointe du cœur. Stokes disait : « On dirait deux cœurs battant dans la poitrine ».

La main qui perçoit ces battements révèle, de plus, l'existence de *deux battements* pour chaque révolution cardiaque.

Le premier battement, plus fort, plus prolongé toujours en retard sur la systole cardiaque succède immédiatement au choc de la pointe. Dans quelques cas on a une sensation de thrill, véritable frémissement vibratoire. Le premier battement est dû à la diastole anévrysmale.

Le second battement varie avec le temps de la révolution cardiaque auquel il correspond : s'il est diastolique, il est attribué au refoulement de l'ondée sanguine dans le sac sous l'influence du choc des sigmoïdes ; s'il est prédiastolique, il est dû au reflux du sang des grosses collatérales dans la poche anévrysmale ; s'il est systolique (séparé alors du premier battement par un intervalle variable), c'est, d'après François Franck, la distension du sac en deux temps qui en serait cause.

Enfin sous l'influence de l'inspiration la courbe des battements augmente.

c) *Période extra-thoracique*. — Les signes physiques deviennent plus caractéristiques lorsque la paroi thoracique a été usée et perforée et que l'anévrysme vient de faire saillie au dehors.

Le diagnostic à ce moment s'impose presque, aussi l'étude clinique de l'anévrysme extra-cardiaque, n'a-t-elle que peu d'intérêt pour nous qui voulons démontrer l'utilité des rayons X dans les cas difficiles où la clinique ne peut que présumer et non affirmer l'existence d'une poche anévrysmale.

Diagnostic positif. — Un malade présentant une tumeur nette, circonscrite, sphérique, du volume d'une noix à celle d'une tête d'adulte, de consistance molle, irréductible, animée de battements simples ou doubles, mate à la percussion et qui, à l'auscultation fera entendre deux claquements identiques à ceux du cœur et deux souffles, tout cela joint à des battements des grosses artères et des capillaires, en amont, un pouls retardé en aval et affaibli, une moindre amplitude au sphymographe, un tel malade, disons-nous, n'entraînera pas grande hésitation de diagnostic.

Le clinicien sera déjà plus embarrassé quand il se trouvera en présence d'un cas d'anévrysme intra-thoracique, mais dont la symptomatologie se trouvera être au grand complet, car les signes de grande probabilité qu'il possède ne sont pas des signes de certitude.

Mais lorsque l'anévrysme se trouvera profondément situé et ne révélera sa présence que par des phénomènes de compression exercée sur les parties voisines, il constituera alors une maladie de diagnostic difficile, et c'est alors que le clinicien embarrassé fera appel à la radioscopie.

Diagnostic différentiel. — L'anévrysme de la crosse, à sa *période de début*, est, cliniquement, impossible à diagnostiquer. Au premier stade de la *période d'état* alors que le médecin n'a que des signes fonctionnels, c'est-à-dire présomptifs, le diagnostic est encore très difficile. La douleur, en effet, ne vient-elle pas d'un rhumatisme musculaire de l'épaule ou du bras ou simplement d'une névralgie intercostale? Quant aux troubles respiratoires ne peut-on pas les attribuer à une poussée d'emphysème, à des crises d'asthme nerveux ou cardiaque, à l'œdème de la glotte, à une affection de l'œsophage, à un polype du larynx, à de la phtysie laryngée, ou aux crises laryngées du tabes ?

Il est vrai que ces divers troubles survenant brusquement chez un homme en bonne santé et la persistance surtout de ces troubles doit faire penser plutôt à un anévrysme.

Au deuxième stade, en présence de la voussure, le médecin pensera à un abcès sternal ou costal ou à un kyste pleural, mais ces tumeurs ne sont pas animées de battements ; — à un cancer des os, bien que, dans ce cas, les battements ne soient pas expansifs ; — à l'empyème pulsatile surtout ; cependant il constaterait des signes d'épanchement pleural abondant — le siège à gauche — la faiblesse des battements ne retardant pas sur la systole cardiaque.

Il pourra encore hésiter entre une insuffisance aortique et une dilatation de l'aorte ; toutefois, il se souviendra que, dans ce cas, le choc de la pointe est vigoureux, dû à l'hypertrophie du ventricule gauche ; les phénomènes de compression qui dominent dans l'anévrysme sont absents habituellement ; enfin il entendra les bruits anormaux.

Ou bien pensera-t-il à un épanchement péricardique avec signes spéciaux plus ou moins nets ; en tous cas il sera peut-être plus embarrassé de préciser entre l'anévrysme ou une tumeur du médiastin, bien que le cornage n'apparaisse pas comme signe isolé, que, d'autre part, il n'y ait pas de double centre de battements, ni de bruits à côté du cœur, ni de retards de pulsations en aval, autant de caractères différentiels des deux affections.

Notons encore l'adénopathie trachéo-bronchique dans laquelle, toutefois, la toux est plus marquée, plus coqueluchoïde, le cornage rare, les signes de congestion pulmonaire plus fréquents et qui attaque surtout les enfants.

Le cancer du poumon, à matité pulmonaire dure, résistante dans les régions présternales, à ganglions sus-claviculaires engorgés, à crachats gelée de groseille.

Diagnostic du siège. — Au sujet du siège, le praticien peut se trouver embarrassé avec un anévrysme brachio-céphalique, bien que les signes en soient moins intenses, la marche plus rapide, la tumeur plus près de la clavicule à droite, le pouls retardé dans la carotide droite en même temps que dans la radiale ; — un anévrysme de l'*origine de la carotide gauche*, retard du pouls dans la carotide seule, dans ce cas, — ou enfin un *anévrysme de l'origine de la sous-clavière gauche*, dans ce cas le retard du pouls ne portant que sur l'humérale.

Nous avons dit qu'au *troisième stade* le diagnostic,

par contre, s'imposait. Tout au plus, pourrait-on penser à un abcès ossifluent ou à un cancer du médiastin ayant détruit la paroi thoracique et animé de battements rythmés.

Est-ce un *anévrysme de l'aorte ascendante* ? Oui, dira-t-on, si les signes de compression sont peu marqués, sauf ceux de la veine cave supérieure, si les signes physiques sont très nets, si la tumeur siège dans le deuxième espace intercostal droit, animée de doubles battements avec retard du pouls et affaiblissement.

Par contre, on penchera pour un *anévrysme de la crosse (portion convexe)*, en présence du maximum des signes sthétoscopiques au niveau de la poignée sternale, de la compression de la trachée, des bronches, des nerfs et de l'œsophage ; — pour un *anévrysme de la concavité*, en présence de la prédominance des signes de compression, du maximum des signes stéthoscopiques au niveau de l'artère pulmonaire, de la marche rapide, des hydropisies précoces, de la rupture interne, du retard du pouls dans les radiales, dans les crurales et dans le cœur gauche, le signe de Mac Donnell (transmission de la pulsation anévrysmale par la trachée au niveau du cricoïde).

Enfin, l'*anévrysme dit récurrent*, si redoutable vu la perforation de la trachée qu'il peut entraîner, serait diagnostiqué cliniquement par une dysphagie douloureuse, des accès de pharyngisme, de suffocation, des troubles de la voix, des douleurs précordiales.

L'anévrysme de l'aorte descendante présenterait du cornage intense, de la distension de la jugulaire gauche, de la rétraction costale gauche, du retard du pouls dans les fémorales en cas de voussure, celle-ci à gauche entre la VII^e^ et la X^e^ côte.

Au sujet des complications les plus fréquentes, l'anévrysme artério-veineux se reconnaîtrait cliniquement par des troubles de la circulation de retour dans la partie supérieure du tronc et de la face, un frémissement continu à redoublement, un souffle continu à redoublement systolique, enfin la tuberculose pulmonaire, à ses signes stéthoscopiques spéciaux et à une matité prédominante dans la fosse sus-épineuse avec exagération des vibrations.

Malgré toutes les richesses de la clinique, il est aisé de se rendre compte que le diagnostic différentiel et même le diagnostic positif est, dans bien des cas, fort difficile, sinon impossible, et on reconnaîtra la justesse des paroles de Laënnec, que nous citions en commençant ce chapitre.

Heureusement que la science a, depuis, fait un grand pas et que la découverte de Röntgen a permis d'infirmer les paroles du savant clinicien.

Grâce aux rayons X maintenant, nous pouvons diagnostiquer l'anévrysme aortique et nous ne craignons plus de confondre cette maladie avec une autre.

# CHAPITRE III

## DIAGNOSTIC CLINIQUE PAR LES RAYONS X

### I. — Choix du procédé.

Aux renseignements donnés à l'oreille et à la main par l'auscultation et la percussion, pour le diagnostic des affections thoraciques, viennent s'ajouter maintenant ceux fournis par la vue.

Jadis, les yeux n'intervenaient guère que pour constater les changements de forme et les mouvements de la cage thoracique. Aujourd'hui, les yeux voient les images des régions invisibles ; ils distinguent, sur ces images, la situation, la forme, le volume et les mouvements des viscères, ils pénètrent dans leur structure intime et perçoivent les modifications de densité qu'apportent en leurs différentes parties les états pathologiques.

Cependant, les rayons de Röntgen se dérobent à

nos sens. Nous en prenons connaissance seulement par l'intermédiaire des substances fluorescentes qu'ils illuminent passagèrement ou des plaques sensibles qu'ils impressionnent de façon durable.

De ces deux propriétés des rayons de Röntgen sont nés les deux procédés d'exploration à l'aide desquels nous les faisons servir au diagnostic : l'examen radioscopique et la radiographie qui nous donnent des images fugitives ou permanentes des organes invisibles.

Chacun de ces deux procédés s'est perfectionné depuis son origine et comporte aujourd'hui diverses modalités.

C'est ainsi qu'auprès de la radiographie simple ont pris place la *cinématoradiographie du docteur Guilleminot* et la *radiographie stéréoscopique*, à laquelle se rattachent les noms de MM. Imbert et Bertin-Sans, Remy et Contremoulins, Destot, Marie et Ribaut.

La *cinématoradiographie* permet de dissocier les phases de la révolution cardiaque et de fixer ainsi sur cliché les images des organes thoraciques fixées soit pendant la systole auriculaire, soit pendant la systole ventriculaire

La *radiographie stéréoscopique* consiste en l'examen au stéréoscope de deux images d'un même organe, successivement pris en deux positions différentes de l'ampoule. Ces deux images donnent les sensations du relief et de la profondeur.

La radiographie stéréoscopique constitue un grand progrès, qui ne sera dépassé que le jour où il sera facile d'obtenir directement sur l'écran fluorescent avec l'illusion du relief et de la profondeur, l'image passagère des organes invisibles. Tel est le principe de la radioscopie stéréoscopique, dont les résultats sont encore à l'étude.

Ces divers procédés qui concourent, en se prêtant un appui mutuel, au diagnostic des affections thoraciques, sont loin pour le praticien d'avoir la même importance.

De tous ces procédés, le plus simple, le plus facile, le plus rapide et le moins coûteux, c'est l'*examen radioscopique*.

En quelques instants, en effet, l'écran fluorescent indique au médecin une multitude d'images différentes d'un même organe.

Ces images, il est vrai, sont fugitives et ne possèdent pas toute la finesse de détails des épreuves radiographiques, mais le plus souvent il suffit d'un calque bien fait pour en conserver avec exactitude les traits principaux.

## II. — Technique de la radioscopie de l'aorte.

1. *Examen antérieur.* — Le malade doit être debout, face en avant.

L'ampoule est placée derrière lui et l'écran fluorescent sur lequel se dessine l'image est placé sur la partie antérieure du thorax, le milieu au niveau de la région cardiaque.

Chez un individu sain, on voit de chaque côté de la ligne médiane deux espaces clairs qui sont le tissu pulmonaire, facilement perméable aux rayons X. Ces espaces clairs sont limités, en haut, par les deux clavicules, qui apparaissent très nettement, et en bas par le diaphragme qu'il est aisé de reconnaître, à cause des mouvements alternatifs d'abaissement et de relèvement synchrones avec les mouvements respiratoires. Sur la ligne médiane, on voit une ligne foncée qui représente : 1° dans la partie supérieure, le sternum ; 2° la colonne vertébrale ; 3° le cœur et l'aorte. Ces divers organes étant dans le même plan vertical font une ligne d'ombre médiane, mais, en bas, on voit l'ombre du cœur qui forme une saillie en dehors de la ligne médiane reposant sur le diaphragme.

A l'union du tiers moyen et du tiers supérieur,

vers le troisième espace intercostal, on voit se dessiner une autre ombre, faisant une saillie plus ou moins prononcée dans l'espace clair situé à gauche de la ligne médiane, et qui représente l'aorte au moment où elle forme sa crosse pour devenir l'aorte descendante.

On comprend facilement que l'ombre projetée sera plus ou moins saillante suivant que l'aorte sera plus ou moins dilatée, ou s'il existe un anévrysme dans cette région. De plus, cette ombre arrondie présente des battements isochrones avec ceux du pouls et alternatifs avec ceux du cœur. Chez l'enfant, cette ombre aortique se distingue difficilement de l'ombre médiane, mais, avec l'âge, la saillie s'accentue en hauteur et en largeur et parfois déborde un peu dans l'espace clair du côté droit.

Telle est l'image radioscopique de l'aorte d'un sujet examiné debout, et faisant face à l'examinateur.

2. *Examen oblique antérieur droit.* — Mais, si nous faisons tourner le malade de façon à ce que les rayons fassent un angle de 45° avec le plan transversal du corps, qu'il prenne ce que l'on appelle la *position de l'examen oblique antérieur droit*, auquel cas l'épaule droite se trouve près de l'ampoule, on voit alors l'ombre médiane, qui est formée de la superposition de plusieurs plans, se dédoubler, et on a alors trois espaces clairs et deux ombres.

Le nouvel espace clair correspond au tissu pulmonaire, vu entre la colonne vertébrale et l'aorte, en raison de la position nouvelle du malade qui reçoit des rayons sous une nouvelle incidence, et qui fait que l'ombre médiane s'est dédoublée.

Dans cette nouvelle image radioscopique, l'ombre cardiaque a une forme triangulaire avec bords émoussés et elle est surmontée d'une ombre rubanée, limitée par deux bords rectilignes et terminée au sommet par une ombre en demi-cercle, et il est facile d'y distinguer des battements comme précédemment.

Cette ombre cardiaque et aortique est séparée par une zone claire de l'ombre médiane que donne la colonne vertébrale par elle-même. Si on fait accentuer le mouvement de rotation du malade, on voit se modifier l'ombre aortique, parce que les rayons X rencontrent l'aorte descendante, ou l'aorte ascendante ; l'ombre aortique peut alors être figurée comme un vrai col de cygne, et quelquefois même on voit l'ombre des vaisseaux partant de la crosse de l'aorte, le tronc brachio-céphalique et l'artère sous-clavière.

3. *Examen latéral gauche.* — A l'examen latéral gauche, dans lequel l'écran est appliqué sur le côté gauche du thorax, au-dessous du bras élevé en l'air, on découvre les parties initiale et terminale de

l'ombre portée par l'aorte thoracique sur l'écran fluorescent. Quant à la portion horizontale de l'aorte et à la moitié supérieure de sa portion descendante, leur ombre est entièrement confondue avec l'ombre des muscles de l'épaule et celle de la colonne vertébrale.

En résumé pour faire une exploration complète de l'aorte thoracique, à l'aide de l'écran fluorescent, il faut faire quatre examens successifs dans les positions différentes du sujet : l'examen antérieur, l'examen postérieur, l'examen latéral gauche, mais surtout l'examen oblique antérieur droit.

A l'état normal, nous l'avons vu, l'ombre aortique est entièrement masquée par l'ombre médiane, dans les examens antérieur et postérieur — seules les parties initiale et terminale de l'ombre sont nettes dans l'examen latéral gauche — enfin l'image devient plus complexe et plus nette dans l'examen oblique antérieur droit.

Cependant il sera très utile de faire tourner lentement le sujet sur lui-même de manière à passer graduellement, par exemple, de l'examen antérieur à l'examen oblique antérieur droit, ou vice versa, sans cesser d'observer sur l'écran toute la série des images de la crosse aortique.

Ainsi on ne se permettra pas d'affirmer que l'aorte a son calibre physiologique depuis le cœur jusqu'au diaphragme, parce qu'on ne la découvre ni à l'examen antérieur, ni à l'examen postérieur. Il faut encore trouver aux deux espaces rétro-sternal et rétro-cardiaque, dans l'examen latéral gauche, toute leur netteté et leur étendue habituelles. Il faut surtout, à l'examen oblique antérieur droit, reconnaître au prolongement aortique de l'ombre cardiaque sa forme et ses dimensions normales.

III. *Diagnostic.* — Maintenant que nous connaissons la technique opératoire, étudions les *renseignements cliniques* que nous donnent les rayons X.

Le vaisseau a-t-il ou non ses dimensions normales? est-il seulement allongé, dilaté ou véritablement anévrysmal? telles sont les principales questions dont on peut demander la réponse à la radioscopie.

Parfois chez des sujets âgés et même chez des adultes, l'ombre médiane du thorax n'est plus limitée par des bords verticaux, parallèles et immobiles. Elle est débordée du côté gauche, parfois même des deux côtés par une saillie à contour demi-cerclé, animée de mouvements d'expansion très nets que rythment les battements du cœur.

Cette saillie pulsatile débordant l'ombre médiane appartient manifestement à l'ombre de la crosse aortique. Mais il faut se garder du diagnostic d'anévrysme, ou même de dilatation aortique. On peut seulement affirmer que l'arc de cercle figuré par la crosse de l'aorte s'est agrandi et qu'il n'est plus entièrement contenu dans l'espace limité par deux plans antéro-postérieurs tangents aux bords du sternum, en un mot cette saillie témoigne seulement de l'*allongement* de la crosse aortique.

Cet allongement, conséquence de l'athérome s'accompagne, du reste fréquemment d'un allongement semblable des artères périphériques devenues flexueuses. M. Béclère, à la Société Médicale des Hôpitaux, le 25 juin 1897, faisait, de plus cette remarque intéressante : « Chez ces malades, il existe, entre le bord interne de l'omoplate gauche et l'épine dorsale, une zone plus ou moins étroite, où l'oreille appliquée contre le thorax, entend les deux bruits du cœur très distinctement. Or, si on place une petite pièce de monnaie à cet endroit précis où le stéthoscope fait entendre ces bruits au maximum, la pièce apparaît sur l'écran sous la forme d'une tache très sombre occupant exactement le centre de l'ombre portée par la portion débordante de l'aorte. »

La constatation d'une ombre pulsatile, débordant ainsi l'ombre médiane, demande aussi une interprétation minutieuse. Tantôt, en effet, elle est due à une insuffisance des valvules aortiques, et l'audition du souffle caractéristique de la lésion aura bientôt confirmé le diagnostic.

Dans la chlorose, la maladie de Basedow, le saturnisme chronique, les hypertrophies ventriculaires avec scléroses rénales ou artérielles, les pulsations deviennent de plus en plus visibles, à chaque systole ventriculaire se joignant une impulsion plus énergique de l'ondée sanguine et la tension à l'intérieur du vaisseau étant soumise alternativement pendant la contraction et le repos du cœur à des oscillations plus amples.

En présence d'une saillie manifestement pulsatile qui déborde dans une notable étendue un ou deux côtés de l'ombre médiane et dont le diamètre excède plus ou moins celui de l'aorte normale, il est difficile de ne pas penser à l'existence d'un anévrysme. Cependant, là encore, il y a une cause d'erreur. La simple dilatation générale de l'aorte sans aucun anévrysme se traduit, en effet, très souvent, à l'examen antérieur ou postérieur, par une image radioscopique de ce genre. C'est alors, comme le conseille le docteur Holzknecht, de Vienne, qu'on aura grand bénéfice à retirer de l'éclairage oblique antérieur droit.

Dans la *dilatation générale* du vaisseau, l'ombre rubanée qui représente sur l'écran la projection superposée des deux portions ascendante et descendante de la crosse, cette ombre, disons-nous, est plus longue dans toute sa hauteur, mais *elle continue cependant à être limitée par des bords parallèles.* De plus, on peut remarquer une plus grande élévation de l'arc aortique, comme en témoigne le sommet de l'ombre qui dépasse plus ou moins le niveau normal.

Par contre, on peut admettre qu'il existe un anévrysme de la crosse aortique au début, quand l'ombre normalement rubanée, au lieu d'être limitée par des bords parallèles plus ou moins distants, porte sur son trajet quelque renflement insolite.

Ce renflement occupe, suivant les cas, le sommet, la base ou la partie moyenne de l'ombre aortique. Il déborde symétriquement de part et d'autre son axe vertical ou la déforme latéralement et s'incline soit vers l'ombre du sacrum, soit vers celle de la colonne vertébrale ; tantôt il fait suite sans intermédiaire ou presque directement à l'ombre du cœur, tantôt il est relié à celle-ci par une sorte de pédicule qui la fait paraître surmontée de l'image d'une massue. Ses dimensions sont plus ou moins étendues, sa forme plus ou moins régulière, il est le plus souvent animé de pulsations facilement visibles.

Au reste, quelques variétés qu'il présente, il suffit de constater, à l'examen oblique droit antérieur, un renflement anormal de l'ombre aortique, pour diagnostiquer, même en l'absence de tout autre signe physique, et de tout trouble fonctionnel, un anévrysme aortique à ses débuts. Quant au siège exact de cet anévrysme, les changements de position de l'ampoule et les variations imprimées à l'attitude du malade pendant l'examen radioscopique serviront à le déterminer.

Il est encore une erreur de diagnostic fréquente, d'après M. G. Levey, et que la radioscopie permet d'éviter. C'est de prendre pour un cardiaque, un aérophage. L'erreur est d'autant plus facile que l'aérophagie gastrique se présente sous les aspects les plus divers. Mais la radioscopie nous montre l'estomac se distendant à chaque déglutition d'air et fait ainsi connaître la cause des troubles observés.

Ajoutons encore un autre moyen de diagnostic dont le docteur Guisez exposait dernièrement, dans le *Bulletin de la Société de l'Internat*, les heureux résultats.

Les compressions externes de l'œsophage pouvant amener de la sténose par refoulement et oblitération plus ou moins complète de la lumière de ce conduit, le docteur Guisez les diagnostique par l'*œsophagoscopie.*

Lorsque la tumeur qui comprime est un anévrysme de l'aorte, la paroi est comme animée de battements, de soulèvements et même de véritables mouvements d'expansion. Ces caractères sont propres à l'ectasie aortique et chez un certain nombre de malades dysphagiques, chez qui rien ne pouvait faire soupçonner un anévrysme de l'aorte, l'œsophagoscopie unie à la radioscopie a permis de poser un diagnostic ferme.

# CHAPITRE IV

## OBSERVATIONS

### I. — *Anévrysmes de la portion ascendante.*

Obs. I (personnelle). — Sœur M..., 50 ans, présente comme antécédents une fièvre scarlatine à 21 ans et une pleurésie gauche légère en 1894.

La maladie actuelle paraît avoir débuté, il y a deux ans, par des *douleurs interscapulaires* qui persistèrent pendant six semaines. A la fin de février 1908, elles reparaissent et depuis n'ont plus cessé; en novembre 1908, elles ont subi une exacerbation notable. La sensation éprouvée par la malade est celle d'une *déchirure*, surtout à gauche, et certains mouvements du bras correspondant provoquent le réveil en sursaut la nuit. Pas de troubles respiratoires, sauf en octobre dernier où la malade s'est plainte d'une toux sèche qui dure tout un mois. L'appétit est disparu, l'amaigrissement commence à se faire sentir. La tête conserve une attitude un peu inclinée en avant.

L'inspection du dos montre l'existence d'une voussure à courbure uniforme envahissant toute la région scapulaire droite. L'auscultation permet de constater l'existence de *deux centres de battements* en avant : l'un à foyer maximum au niveau de l'orifice aortique, l'autre sur une ligne horizontale droite, à trois travers de doigt en dehors de ce dernier. La percussion pratiquée à ce niveau dénote, d'ailleurs, une matité complète qui s'étend de la clavicule droite au bord supérieur du foie.

*Examen radiographique* (docteur Ruthon, de Tours). — La malade étant vue de dos, la région respiratoire gauche est normalement claire, tandis que la droite est envahie par une ombre qui surmonte celle du cœur. Cette ombre est limitée par un trait assez net qui suit le bord scapulaire à 1 centimètre environ et s'élève jusqu'à l'articulation sterno-claviculaire correspondante : on voit, en effet, l'image des corps vertébraux devenir plus nette au-dessus de l'insertion claviculaire. Cette ombre déborde largement l'image des corps vertébraux à droite et à gauche.

*Examen radioscopique.* — En suivant les déformations et les déplacements relatifs des deux ombres (aorte et colonne vertébrale) quand la malade se présente sous des incidences variables aux rayons X, on peut déterminer le siège de cette masse pulsatile : l'ectasie est localisée à la partie ascendante de l'aorte.

La malade a succombé dans un état cachectique, le 1er juin 1909.

Obs. II (due à l'obligeance du docteur R. Mercier, de Tours). — Mme R..., 55 ans, de Chinon, a été contaminée il y a huit ans par son mari au point de vue syphilitique, et un traitement sévère pratiqué par le docteur Leonet a fait disparaître tous les accidents. Depuis un an, cependant, la malade se plaint de vertiges qui vont progressant.

Lors de l'examen pratiqué le 29 mars 1909, on constate une légère voussure précordiale plus marquée à droite, le battement des carotides et la matité en casque de la région aortique. Pas de souffle, ni de modifications du pouls.

Les signes perçus sont bien peu démonstratifs, mais la connaissance des antécédents spécifiques éveille l'idée d'un anévrysme latent et fait recourir aux rayons X.

*Examen radiographique* (docteur Ruthon, de Tours). — La malade étant vue de dos, le contour aortique déborde largement à droite et à gauche la projection de la colonne vertébrale. En outre, sur l'articulation sterno-claviculaire droite une ombre arrondie semble indiquer l'existence d'un saccule. Il existe, en outre, entre les bords internes des deux omoplates et le contour aortique, deux groupes ganglionnaires assez volumineux.

*Examen radioscopique.* — L'ombre arrondie au voisinage de l'articulation sterno-claviculaire droite présente des battements et confirme l'existence d'une ectasie aortique de la partie supérieure de la portion ascendante.

La malade est, en conséquence, soumise depuis ce moment à un traitement intensif, consistant, d'une part, en injections quotidiennes de biiodure d'hydragyre de 2 centigrammes en solution aqueuse, et, d'autre part, dans l'administration, chaque jour, de 6 grammes d'iodure de potassium, alternant avec le nitrite de soude.

La malade, revue dernièrement, présente une *améliora-*

*tion très marquée* de son état : l'état vertigineux est dissipé et la dyspnée d'effort très réduite. La radiographie n'a pas été refaite à nouveau.

Obs. 3 (due à l'obligeance du docteur R. Mercier, de Tours). — M. B..., 48 ans, cultivateur à Neu... vient consulter, le 25 mars 1908, pour une gêne respiratoire survenant au moindre effort et assez intense pour empêcher tout travail. Pas d'antécédents pathologiques.

L'auscultation des poumons fait percevoir du côté droit une diminution du murmure vésiculaire vraisemblablement causée par une compression de la bronche correspondante. Pas de cornage, ni d'accès de suffocation. Pas de troubles de la voix, ni de la déglutition. L'examen du cœur permet de constater un *double battement* de la région aortique correspondant avec l'augmentation de la matité de cette région, suivant la forme d'un casque. L'auscultation perçoit un double souffle très peu intense et ne s'étendant pas au loin.

Les deux pouls radiaux sont synchrones, mais retardent légèrement sur le choc de la pointe du cœur. La pression artérielle ne dépasse pas 15 centimètres.

*Examen radiographique* (docteur Ruthon, de Tours). — Le médiastin déborde largement l'ombre de la colonne vertébrale, au point d'arriver presque au contact du bord interne des deux omoplates.

*Examen radioscopique.* — Les bords pulsatiles de l'ombre médiastinale confirment le diagnostic d'anévrysme de l'aorte ascendante.

Obs. 4 (communiquée par le docteur R. Mercier, de

Tours). — M. P..., 61 ans, cultivateur à L..., ne présente, au dire du docteur Babaut qui le soigne, aucun antécédent pathologique. Il a seulement offert, depuis quelques mois, trois crises de suffocation avec perte de connaissance passagère survenues toujours le matin au saut du lit.

L'examen, pratiqué le 1er avril 1905, constate, au premier abord, l'existence de battements violents des gros vaisseaux du cou synchrones avec ceux du cœur. La matité aortique dépasse le bord droit du sternun et revêt la forme de *matité en casque*. Au niveau de l'orifice aortique, on perçoit un *souffle diastolique* d'insuffisance. En outre, l'abaissement de la pointe du cœur est manifeste puisqu'il vient battre dans le septième espace intercostal. Les pouls radiaux sont synchrones et la pression artérielle égale à 22 centimètres.

L'ensemble de ces symptômes fait porter le diagnostic d'*aortite chronique* avec insuffisance aortique.

*Examen radioscopique* (docteur Ruthon, de Tours). — On constate la disparition de l'espace clair rétro-sternal. La masse pulsatile qui surmonte le cœur envoie en arrière un diverticule qui ne laisse aucun doute sur la nature anévrysmale de l'affection.

Sans la radioscopie, l'ectasie de la portion ascendante de l'aorte n'aurait jamais pu être soupçonnée.

## II. — *Anévrysmes de la portion horizontale.*

Obs. 5 (personnelle, en collaboration avec le docteur R. Mercier, de Tours). — M. Baben..., 50 ans, commerçant à Tours, a contracté la syphilis il y a 20 ans et n'a jamais suivi qu'un traitement insuffisant.

La maladie actuelle paraît avoir débuté depuis quelques années par une sensation d'oppression et une légère douleur précordiale. Peu à peu, les accidents se sont accentués, et maintenant le malade est secoué, le matin au réveil, d'une *toux quinteuse et sèche* très pénible. De plus, la voix *est complètement voilée.*

Le premier examen, pratiqué le 2 novembre 1908, montre tout d'abord un développement anormal du réseau nerveux de la partie inférieure du thorax, surtout à droite.

La matité de la région aortique s'étend au moins dans la partie supérieure jusqu'à trois travers de doigt du bord sternal droit, se continuant ainsi avec la matité cardiaque, de manière à coiffer celle-ci d'un *véritable casque.* L'auscultation, pratiquée à ce niveau, fait percevoir un *double souffle* s'étendant surtout vers la droite.

Les deux pouls radiaux sont synchrones, mais retardent légèrement sur le choc de la pointe du cœur. La pression artérielle est assez élevé (P. A. = 20 centimètres).

*Examen radiographique* (docteur Ruthon, de Tours). — Le médiastin paraît occupé en grande partie par une masse volumineuse se prolongeant en haut par des branches qui ne sont autres que les artères sous-clavières et carotides primitives, témoignant ainsi du degré d'athérôme de ces vaisseaux.

*Examen radioscopique.* — La masse observée est nettement pulsatile sur ses bords, ce qui confirme le diagnostic d'énorme anévrysme de l'aorte, sans qu'il soit possible d'en préciser le lieu d'implantation.

Le malade est dès lors soumis au *traitement spécifique intensif*. Pendant un mois, il prend quotidiennement 8 grammes d'iodure de potassium et reçoit, chaque jour, une injection de biiodure d'hydrargyre de 2 centigrammes.

Au bout d'une quinzaine de jours, une légère amélioration commence à se faire sentir : la voix redevient claire et la toux sèche disparaît.

Puis, peu à peu, la circulation superficielle s'atténue, l'oppression cesse et le malade dit retrouver toutes ses forces.

Un second examen radioscopique, pratiqué le 1er février 1909, montre que l'ombre du médiastin ne déborde plus l'ombre de la colonne vertébrale à droite; on voit de ce côté les apophyses transverses des vertèbres et les articulations costo-vertébrales. A gauche, l'ombre du médiastin déborde encore notablement l'ombre du rachis ; cependant, la portion située au-dessous de la sixième côte laisse voir nettement les vertèbres. Au contraire, l'ombre débordante est intense entre la quatrième et la sixième côte : elle correspond à la partie horizontale de la crosse qui donne naissance à la sous-clavière et à la carotide primitive gauche.

La grande amélioration obtenue par le traitement spécifique s'est maintenue jusqu'à ce jour, et le malade a repris toutes ses occupations.

Le traitement de ce malade nous a été inspiré par les remarquables résultats obtenus dans un cas analogue par le professeur Dieulafoy, en 1905.

Obs. 6 (communiquée par le docteur R. Mercier, de

Tours). — Mlle Marie G... 43 ans, à Hommes, a toutes les apparences d'une santé parfaite. Très robuste elle n'a eu jusqu'ici aucune maladie et elle a pu se livrer jusqu'à ces temps derniers à un travail absorbant.

En mars 1909 elle est prise d'une *toux sèche*, un peu quinteuse, au moment de ses époques; en avril et à la même occasion elle présente le même symptôme mais plutôt atténué, et accompagné cette fois de quelques *palpitations*. Elle continue néanmoins ses occupations.

Le 25 mai, la toux reparaît, mais persistante cette fois. La malade se plaint d'un léger *gonflement* de la paupière et de la joue gauches: à la racine du cou du côté gauche l'existence d'un petit *ganglion* dur et mobile. Le 4 juin 1905, lors de notre examen, la malade présente une sorte de *ptosis* de la paupière supérieure gauche, s'accompagnant d'*étroitesse de la pupille* et *d'énophtalmie*. Le tableau clinique, ainsi réalisé, est celui déjà décrit par Homer sous le nom de *ptosis sympathique* et qui n'est en réalité qu'un rétrécissement de la fente palpébrale.

L'examen de la région précordiale ne permet de constater aucune modification apparente, la matité est normale. Seul un petit ganglion dur et mobile est perçu dans la fosse sus-claviculaire gauche. A l'auscultation on perçoit à la partie moyenne du sternum le long du bord gauche un souffle doux très profond maximum en ce point et ne s'étendant pas jusqu'au niveau des orifices cardiaques supérieurs et inférieurs correspondants.

La pression profonde de la région sous-claviculaire gauche détermine une douleur assez vive et provoque une toux sèche.

Les deux pouls radiaux ne sont pas tout à fait synchrones et le droit précède un peu le gauche. La pression artérielle mesurée au sphygmomanomètre de Potain mesure o m. 20.

*Examen radiographique* (docteur Ruthon de Tours). — L'épreuve obtenue montre que le médiastin volumineux est occupé par une masse bordée d'une chaîne ganglionnaire.

*Examen radioscopique.* Dans l'incidence postéro-antérieure l'ombre du médiastin déborde à gauche assez largement l'insertion sterno-claviculaire; elle forme un arc de cercle régulier se raccordant en bas à une ligne oblique de haut en bas et de dedans en dehors, il se continue inférieurement avec l'ombre cardiaque sur toute l'étendue et particulièrement dans la région arrondie qui avoisine la clavicule, *cette ligne est pulsatile* et ses pulsations sont synchrones de celles du cœur. De même, à droite, la limite de l'ombre médiastinale débordant assez largement l'ombre du rachis est aussi pulsatile.

Dans l'incidence oblique antérieure droite, la masse de la crosse aortique se détache nettement de la colonne vertébrale et l'espace rétro-aortique est clair quoique rétréci. Mais la portion sternale de l'ombre aortique est nettement arrondie vers son sommet, formant une région sphérique d'un diamètre sensiblement supérieur à la région mi-jacente. Les bords de l'ombre de cette masse sont nettement pulsatiles et les pulsations synchrones à celles du cœur sont plus amples dans la région arrondie qui avoisine l'articulation sterno-claviculaire.

Il y a donc *ectasie aortique de la portion antérieure de la partie horizontale de la crosse.*

Obs. 7 (communiquée par le docteur R. Mercier, de Tours). — Mme C... 42 ans, au Bo., nous est adressée par le Docteur J. pour des troubles dyspeptiques mal définis s'accompagnant d'une sensation de lassitude très marquée. L'examen systématique des poumons, du cœur, de l'estomac ne permet de relever aucun symptôme susceptible d'expliquer pleinement sa fatigue.

*Examen radiographique* (docteur Ruthon, de Tours). — Cet examen, fait un peu en désespoir de cause, permet de distinguer entre les deux images latérales claires constituées par les poumons, une médiane sombre qui offre des particularités intéressantes. C'est ainsi que la crosse aortique tout entière apparaît en dehors de la colonne vertébrale : Elle la déborde même d'une quantité égale à la largeur des corps vertébraux.

*Examen radioscopique.* Dans les différents plans cette image noire apparaît douée des mouvements pulsatiles ; elle se confond en partie avec l'aorte à laquelle elle est appendue comme un saccule.

### III. — *Anévrysmes de la portion descendante.*

Obs. 8 (communiquée par le docteur R. Mercier, de Tours. — G., 34 ans, charpentier à V. (Loir-et-Cher) ne présente aucun antécédent syphilitique. En 1892, il a une pleurésie droite, mais se rétablit ensuite assez bien pour pouvoir faire son service militaire.

En janvier 1908, à la suite d'une chute du haut d'un petit toit, il est pris d'une *toux sèche* qui dure encore actuellement.

Le 26 septembre 1908 l'examen pratiqué avec le docteur Cormier montre que la respiration est normale et que l'amaigrissement fait défaut.

Le cœur présente des signes de myocardite avec dilatation du cœur droit. L'aorte ascendante est légèrement stable et l'orifice aortique est le siège d'un bruit clangoreux. Les deux pouls radiaux sont synchrones, mais *le pouls fémoral retarde* d'une manière appréciable sur les précédents.

A trois travers de doigt en dedans du mamelon droit et un peu en bas existe *un deuxième centre de battements*, mais on ne perçoit aucun souffle à ce niveau.

*Examen radioscopique* (docteur Haret, de Paris). — Le médiastin présente au niveau de la portion descendante de l'aorte une *masse pulsatile* qui confirme le diagnostic d'anévrysme de l'aorte descendante.

Obs. 9 (personnelle, en collaboration avec le docteur R. Mercier, de Tours). — M..., 61 ans, sans profession, à Tours, était d'une santé parfaite, quand l'an dernier, à la suite d'un profond chagrin, il commença à présenter des signes d'essoufflement lors de la marche.

L'examen pratiqué le 22 février 1900 montre une pâleur uniforme. L'essoufflement est très marqué et augmenté par le moindre mouvement, mais il n'y a aucun signe pulmonaire. En revanche, on perçoit au niveau de l'orifice aortique un double *souffle* se propageant vers la droite, mais sans augmentation appréciable de la matité aortique à ce niveau. Des *battements carotidiens* sont perceptibles à la racine du cou du côté droit. La pression artérielle est très élevée (P. A. — 24 cm.) et les pouls radiaux sont synchrones.

*Examen radiographique* (docteur Ruthon, de Tours). — L'épreuve radiographique montre une grosse dilatation aortique qui, très peu foncée, permet de voir par transparence la colonne vertébrale. Les quatrième et cinquième vertèbres dorsales présentent une inflexion et une diminution assez notables de leur diamètre.

Le diagnostic est celui d'*anévrysme de l'aorte descendante*. Le malade meurt subitement le 10 mars 1909.

# CHAPITRE V

## DÉDUCTIONS

Les neuf observations, que l'on vient de lire, suffisent amplement, croyons-nous, à prouver l'importance des rayons X dans les cas d'anévrysme de l'aorte thoracique et nous pouvons en tirer des déductions intéressantes pour la clinique et la thérapeutique.

### 1) *Déductions cliniques.*

Chaque fois que, grâce à une symptomatologie plus ou moins nette, on a pu penser à un anévrysme de l'aorte, l'examen radioscopique est venu *confirmer le diagnostic* (observations I, II, III, V, VI, VIII, IX).

De plus, nous sommes encore redevable aux rayons de Röntgen, d'avoir pu, dans tous ces cas, préciser le *siège exact* de la lésion.

Enfin, c'est en désespoir de cause, que l'on conseilla, au malade de l'observation II, la radioscopie, et c'est cet examen qui permit de porter le diagnostic d'anévrysme sacciforme de la crosse.

Quant à l'observation IV, nous y voyons, à la suite d'une radioscopie, le diagnostic d'aortite chronique avec insuffisance aortique, se transformer en ectasie de la portion ascendante de l'aorte.

## 2) *Déductions thérapeutiques.*

La malade, dont il est question dans l'observation II, doit aux rayons X, qui ont permis de confirmer le diagnostic, l'amélioration très marquée de son état.

Si nous ne pouvons, à notre regret, présenter une seconde radiographie de cette malade comme preuve de cette amélioration, du moins les deux épreuves concernant le malade de l'observation V sont un témoignage frappant des bienfaits du traitement mercuriel et des rayons X qui permettent d'en vérifier les bons effets.

C'est ainsi que l'examen radioscopique ne facilite pas seulement le diagnostic précoce des anévrysmes de l'aorte, il aide au pronostic en mesurant leurs progrès et permet de mieux apprécier la valeur des moyens thérapeutiques dirigés contre cette redoutable affection.

# CONCLUSIONS

I. — Le diagnostic positif d'anévrysme de l'aorte thoracique ne peut être posé catégoriquement qu'en présence de l'apparition complète de tous les symptômes.

II. — Il est nécessaire, dans l'intérêt du malade, de vérifier le diagnostic, dès que l'attention est éveillée, par un moyen physique, d'une infaillibilité absolue, radioscopie puis radiographie.

III. — De cette façon, on peut reconnaître le début d'un anévrysme de l'aorte, porter immédiatement le pronostic et parer aux premières indications thérapeutiques.

IV. — L'examen radioscopique ou radiographique, pratiqué dans le cours du traitement, permet d'en suivre les bons effets, ou de montrer que l'atténuation ou la disparition des troubles fonctionnels est loin de toujours coïncider avec une diminution du volume de l'anévrysme.

---

# INDEX BIBLIOGRAPHIQUE

**Bernard**. — Thèse de doctorat, 1885, sur les rayons X et les anévrysmes.

**Bergonié**. — Nouveaux faits de radioscopie de lésions intrathoraciques (*C. R. de l'Académie des sciences*, 28 décembre 1896).

**Bouchard**. — Note sur l'application de la radioscopie au diagnostic des maladies du thorax (*C. R. de l'Académie des sciences*, 28 décembre 1896).

**Grunmach**. — Die Rœntgenstrahlen im Dienste der inneren Medizin (*Berliner Klin. Wchnschr*, 1896, n° 25).

**Aron (E.)**. — Zur frühzeitigen Diagnose der Aortenaneurysmen Mittels X. Strahlen (*Deutsche med. Wchnschr.*, Leipz., 1897, XXIII, 342-344).

**Béclère, Oudin et Barthélemy**. — Application de la méthode de Rœntgen à l'examen d'un anévrysme de la crosse de l'aorte; présentation du malade et de l'épreuve radiographique (*Bull. et Mém. Soc. méd. des hôp. de Paris*, 1897, 31, XIV, 157-163).

**Benedikt**. — Ueber die Verwendung der Rœntgenstrahlen in der inneren Medicin (*Congress Berlin* 1897 *für innere M. in Berliner Klin. Wchnschr.*, 26 juillet 1897-661).

**Boinet**. — Quelques cas d'anévrysmes de l'aorte (*Rev. de méd.*, 1897).

**Bouchard**. — Notes sur l'application de la radioscopie au diagnostic des maladies du thorax (*C. R. de l'Académie des sciences*, 17 mai 1897).

**Dorn (Lévy)**. — Zur Diagnostik der Aorten. Aneurysmen

Mittels Rœntgenstrahlen (*Verhandl. D. Cong. f. innere Med.*, Wiesb., 1897, XV, 316-324).

**Dorn (Lévy)**. — Valeur des rayons X dans la médecine pratique (*Deutsche Medicin. Woch.*, 11 février 1897).

**Oudin et Barthélemy**. — Application de la méthode de Rœntgen à l'examen d'un anévrysme de la crosse et de l'aorte (*Société médicale des hôpitaux*, 5 févr. 1897, 14 mai 1897).

**Popper**. — *Skiagraphy in the diagnosis of aortic aneurisme*, Philadelphia, 1896-1897).

**Prentice (A.)** — Notes of two cases of aortic aneurism discovered by aid of the Rœntgen rays (*Occidental M. Times Sacramento*, 1897, XI, 497).

**Thompson (H.-C.)** — The Rœntgen rays in medical diagnosis (*Lancet*, Lond., 18 sept. 1897, p. 711).

**Wassermann (J.)** — Vorstellung eines Falles von Aortaaneurysma in der Brusthöhle bei der Durchlenchtung mit Rœntgen Strahlen (*Wien. Klin. Wchnschr.*, 1897, X, 86).

**Williams (Francis)**, de Boston. — Les rayons de Rœntgen dans les maladies thoraciques. Communication au Congrès des médecins américains, 5 mai 1897 (*The American Journal of the medical sciences*, décembre 1897, p. 665).

**Bouchard**. — Quelques points de la physiologie normale et pathologique du cœur révélés par l'examen radioscopique (*C. R. de l'Académie des sciences*, 8 août 1898).

**Fitz (R.-H.)**. — Aneurisma of the arch of the aorta with radiograph (*Boston M. et S. J.*, 1898, CXXXIX, 413).

**Garrigou**. — Sur les applications cliniques de la radiographie (*C. R. de l'Académie des sciences*, 18 juillet 1898).

**Guilleminot**. — Appareil permettant de prendre des radiographies de la cage thoracique, soit en inspiration, soit en expiration, résultats obtenus (*C. R. de l'Académie des sciences*, 8 août 1898).

**Huguet**. — *De quelques causes d'erreur dans le diagnostic des anévrysmes de l'aorte ascendante* (Thèse Paris, 1898, 50, p. 80).

**Sendziak**. — *Contribution to the application of Rœntgen rays in caser of aortic aneurism* (Saint-Louis, 1898).

**Variot et Chicotat**. — Mensuration de l'aire du cœur par la radioscopie (*C. R. de l'Académie des sciences*, 27 juin 1898).

**Von Criegern**. — Le résultat de l'examen du cœur humain avec la méthode de Rœntgen (*Congrès de médecine interne*, Wiesbaden, 1899).

**Guilleminot**. — Cinématoradiographie du cœur (*Archives d'électricité médicale*, n° 84, 15 décembre 1899).

**Huchard (H.)**. — *Traité clinique des maladies du cœur et de l'aorte*. (Paris, Doin, 3ᵉ éd., 1899, t. II, p. 455).

**Lahaye (Eugène)**. — *De l'utilité des rayons de Roentgen pour le diagnostic des ectasies de la crosse de l'aorte* (Thèse, Paris, 1898-1899).

**Pennato (P.)**. — Sulla radiographia nell'aneurisma aortico (*Lavori d. Cong. di Med. int.*, 1889,80, Roma, 1900, 444-446).

**Gebauer (E.)**. — Ist die Durchleuchung mit Rœntgenstrahlen Ausschlaggebend für die Differential-diagnose Zwischenaortenaneurysma und intrathoraceschen Tumor ? (*Deutsche med. Wchnschr.*, Leipz., 1900, XXVI, 562-565).

**Grunmach**. — Sur les progrès réalisés dans les sciences médicales à l'aide de la radioscopie et de la radiographie (*Congrès international d'électrologie et de radiologie*, Paris, 28 juillet 1900).

**Holzknecht (Guido)**. — Das radiographische Verhalten pathologischer Prozisse der Brustaorta (*Wien. Klin. Wchnschr.*, 1900, n° 25, 573-574).

**Huchard**. — Caractères cliniques des douleurs anévrysmatiques (*Société médicale des hôpitaux*, 16 février 1900).

**Kirchgaesser (G.)**. — Fehldiagnose eines Aortenaneurysmas in Folge der Durchleuchtung mit Rœntgen Strählen (*München med. Wchnschr.*, 1900, XLVII, 646-647).

**Levy-Dorn**. — De l'exploration du thorax par la radiographie (*Société de médecine berlinoise*, 28 mars 1900).

**Maragliano**. — Anevrismi aortici latenti diagnosticati colla radioscopia (*Gazzetta d. osp.*, Milano, 1900, XXI, 273-276).

**Sautiard**. — *Etude de l'aire de projection du cœur sur la paroi thoracique par la radioscopie* (Thèse, Paris, 1900).

**Verger et Abadie.** — Sur un cas d'anévrysme aortique sans signes physiques positifs révélé par l'emploi des rayons X (*ournal de médecine de Bordeaux*, 1900, 7 janvier, 54, 55, 419).

**Williams (Francis)**, de Boston. — Valeur de l'examen aux rayons X dans les cas d'anévrysme (*The Boston med. and. surg. Journ.*, 18 et 25 janvier 1900).

**Allaire.** — Anévrysme de l'aorte et radioscopie (*Gaz. méd. de Nantes*, 1901, XIX, 82-85, 1 fig.).

**Béclère.** — *Les Rayons X et le diagnostic des affections thoraciques* (Paris, 1901, Baillière, in-16, 92 p.).

**Holland (C.-Th.).** — X ray photograph of thoracic aneurism (*Liverpool M. Chir. J.*, 1901, XXI, 92-94, 1 fig.).

**Paté (Benjamin).** — *Diagnostic de l'anévrysme de la crosse de l'aorte par les rayons de Rœntgen* (Thèse, Paris, 18 juillet 1901).

**Walsham (H.).** — On the diagnosis of thoracic and cardiac aneurysm by the Rœntgen rays (*Edinb. M. J.*, 1901, n. s., IX, 355-362, 3 pl., 9 fig.).

**Criegern (V.).** — Demonstration von Aneurysmen der Brustaorta und Rœntgenbildern von solchen zur Veranschaulichgung der methodischen Untersuchung der Brustaorta mittels fluoreszirenden Schirmes (*München med. Wchnschr.*, 1902, XLIX, 336-340).

**Criegern (V.).** — Anévrysme de l'aorte et radioscopie (*Arch. d'électricité méd.*, Bordeaux, 1902, X, 165-171, 1 fig.).

**Destot.** — Faux anévrysmes (*Congrès d'électr. et de radiol.*, Berne, sept. 1902, p. 192).

**Hau (Victor).** — *Anévrysmes latents de la crosse de l'aorte. Signes révélateurs. Valeur séméiologique et diagnostic* (Thèse, Lyon, 1902-1903, p. 145-153).

**Walsham (Hugh).** — The diagnosis of thoracic aneurysm by the Rœntgen rays (*Arch. of the Rœntgen rays*, 1902, March).

**Williams (F.-H.).** — A bunch of enlarged glands simulating the outline, produced by an aneurysm when examined frome one direction by the X rays (*Clin. J. Lond.*, 1902, XX, 192).

**Boudinski.** — *De l'inégalité pupillaire chez les aortiques* (Thèse de Paris, 13 mai 1903).

**Breitman.** — Syphilis du cœur. Symptômes. Diagnostic et traitement (*Gaz. des hôpitaux*, 21 février 1903, p. 213).

**Comas (C.) et Prio (A.).** — Los Rayos Rœntgen en el diagnostico de las aneurismas de la aorta toracica (*Rev. d. cien. med. de Barcel.*, 1903, XXIX, 5-28).

**Cretel.** — *Contribution à l'étude du diagnostic des anévrysmes de l'aorte thoracique* (Thèse de Paris, 8 juillet 1903).

**Debove.** — Anévrysme de l'aorte (*Trib. méd.*, 27 juin 1903, p. 37).

**Flamencourt (A.).** — *Les rayons X et l'exploration de l'aorte thoracique. Contribution au diagnostic de quelques affections aortiques par la radioscopie* (Thèse, Paris, 1902-03, 23 mai 1903).

**Floras et Giglioli.** — Observations cliniques et séméiologiques sur 30 cas d'ectasie de la crosse de l'aorte en rapport spécialement avec les travaux les plus récents sur la question (*Rev. crit. di clin. medica*, 12 septembre 1903, p. 577).

**Lorrain et Vardier.** — Anévrysme de la crosse de l'aorte (*Bull. de la Société anatomique de Paris*, décembre 1903, p. 898-902).

**Runeberg.** — Des condiopathies syphilitiques (*Deut. med. Wochenschrift*, 1er et 8 janvier 1903, p. 4 et 28).

**Sicard.** — Anévrysmes de l'aorte ascendante, et exposé des titres (*Revue médicale*, 4 novembre 1903).

**Soupault et Broc.** — Troubles dysphagiques mortels dus à la compression de l'œsophage par l'aorte légèrement ectasiée et passant en arrière de lui (*Société médicale des hôpitaux*, nov. 1903, p. 1148-1153).

**Théodore Le Boutillier.** — Un cas d'anévrysme de la portion horizontale de la crosse de l'aorte chez une fille de 9 ans, avec un tableau des cas rapportés depuis 20 ans (*Amer. Jour. of the med. sc.*, mai 1903, p. 778-786).

**Béclère (A.).** — *Les rayons de Rœntgen et le diagnostic des maladies internes* (Paris, Baillière, 1904, p. 59-60).

**Boinet.** — Deux cas d'anévrysmes extra-thoraciques de l'aorte (*Archives générales de médecine*, 19 avril 1904, p. 977-989).

**Bouchard.** — *Traité de radiologie médicale*, publié sous la direction de Ch. Bouchard (Paris, Steinheil, 1904, p. 865-870, par Béclère.

**Forlanimi**. — Contribution au traitement des anévrysmes de l'aorte (*Gazz. medica ital.*, 21 janvier 1904, p. 21).

**Merklen et Pouliot**. — Anévrysme de la crosse de l'aorte d'origine traumatique. Signe d'Argyl Robertson sans antécédents avérés de syphilis (*Société médicale des hôpitaux*, 31 mars 1904, p. 315-319).

**Charles E. Nammack**. — Diagnostic de l'anévrysme thoracique (*Med. rec.*, 2 avril 1904, p. 524).

**Pontiggia**. — Traitement par les injections de gélatine dans 2 cas d'anévrysmes aortiques (*Gazz. medica. ital.*, 19 mai 1904 p. 191).

**Revol**. — Un cas de paralysie récurrentielle bilatérale par ectasie aortique (*Annales des maladies de l'oreille et du larynx*, févr. 1904, p. 162-167).

**Roussy**. — Anévrysme de la crosse de l'aorte, type récurrent avec oblitération de la sous-clavière gauche (*Bull. de la Soc. anat.*, janvier 1904, p. 47).

**Ruge**. — Tabes. Anévrysme de l'aorte et syphilis (*Berliner. Klin. Wochenschrift*, 14 mars 1904, p. 277).

**Baetjer (J.-H.)**. — The X ray diagnosis of thoracic aneurisms (*Internat. J. Surg.*, New-York, 1907, XX, 139-142), (*Johns Hop kin's Hosp. Bull. Balt.*, 1906, January).

**Boinet (E.)**. — Anévrysmes de l'aorte. Diagnostic, in : *Nouveau Traité de médecine et de thérapeutique*, de Brouardel et Gilbert (Paris, 1907, Baillière, fasc. XVIV, p. 300, 301).

**Garel (J.)**. — Comment on diagnostique un anévrysme de l'aorte (*Lyon méd.*, 1907, CVIII, 356, 357).

**Landouzy-Laederich**. — Affections cardio-vasculaires congénitales hérédo-spécifiques (*Presse médicale*, n° 43, 29 mai 1907).

**Orton (G.-H.)**. — The X ray diagnosis of thoracic aneurysm (*Med. electrol. and radiol.*, London, 1907, VIII, 95-100).

**Sewall (H.) et Childs (S.-B.)**. — The interpretation of X ray pictures as an aid to the early diagnosis of thoracic aneurysm (*Ann. J. M. Sc. Chila.*, 1907, CXXXIV, 360, 370).

**Béclère**. — Examen radiologique de l'aorte et diagnostic des anévrysmes aortiques (Conférence du 8 décembre 1908. *J. des praticiens*, p. 838).

**Bordier**. — Technique radiothérapique (*Encyclopédie scientifique des Aide-Mémoire*) (in-8, 1908, Gauthier-Villars, Paris).

**Gallavardin (Louis)**. — Précis des maladies du cœur et de l'aorte (Paris, Doin, 1908. *Diagnostic radioscopique*, p. 823).

**Garel**. — Comment on diagnostique un anévrysme de l'aorte (*Revue internationale* et in *Électricité médicale*, p. 75).

**Martinet**. — *Recueil de questions d'internat. Anévrysmes de la crosse de l'aorte* (un fascicule).

**M. O. K. Williamson**. — La valeur de la détermination de la pression sanguine pour le diagnostic de l'anévrysme de l'aorte thoracique (*Semaine médicale*, n° 6, 5 février 1908).

**Arthur (David) et Muir (J.)**. — *A manuel of practical X ray Work* (London, Rebman, 1906, in-8, 202-207).

**Guisez**. — De l'œsophagoscopie (*Bulletin de la Société de l'Internat*, avril 1909).

**G. Leven**. — Ce qu'il faut savoir sur l'aérophagie pour éviter de graves erreurs de diagnostic (*La Clinique*, 14 mai 1909).

**H. Vaquet et E. Bordat**. — De la valeur comparée de l'orthodiagraphie, et de la percussion du cœur dans le rétrécissement mitral pur (*La Semaine médicale*, n° 12, 12 mai 1909).

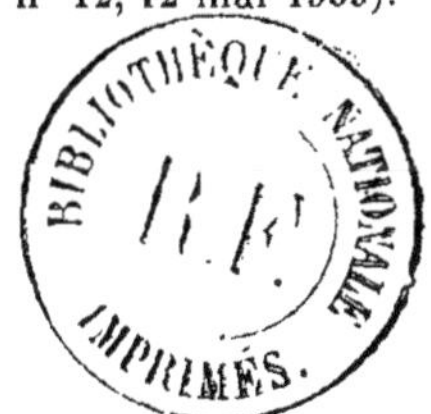


2444. — Tours, imprimerie E. Arrault et Cie

www.ingramcontent.com/pod-product-compliance
Ingram Content Group UK Ltd.
Pitfield, Milton Keynes, MK11 3LW, UK
UKHW021643260726
13994UKWH00003B/1249

9 782019 997861